中医内科临证经典丛书

总主编 田思胜 裴颢

理虚元鉴（校注版）

明·汪绮石◎撰

郝菲菲 马梅青◎校注

中国健康传媒集团

中国医药科技出版社

内容提要

《理虚元鉴》（2 卷），明代汪绮石撰，约刊于 1644 年。绮石身世无考，姓佚，一说姓汪，后人多从此说。《理虚元鉴》是一部中医虚劳证治专著，卷上介绍虚劳理论基础如虚劳各症的诊断、病因及辨析、治法，卷下记述治疗虚劳的主方、用药法则、用药宜忌等。绮石提出治疗虚劳的"三本"（本于肺、脾、肾）和"二统"（统分阳虚、阴虚），被后世奉为治虚劳的圭臬，至今仍有重要的临床指导意义。

图书在版编目（CIP）数据

理虚元鉴：校注版／（明）汪绮石撰；郝菲菲，马梅青校注.
—北京：中国医药科技出版社，2024.7
（中医内科临证经典丛书／田思胜，裴颢总主编）
ISBN 978 - 7 - 5214 - 4598 - 5

Ⅰ. ①理⋯ Ⅱ. ①汪⋯ ②郝⋯ ③马⋯ Ⅲ. ①虚劳 – 中医治疗法 – 中国 – 明代 Ⅳ. ①R255.5

中国国家版本馆 CIP 数据核字（2024）第 090958 号

美术编辑 陈君杞
版式设计 南博文化

出版 **中国健康传媒集团** | 中国医药科技出版社
地址 北京市海淀区文慧园北路甲 22 号
邮编 100082
电话 发行：010 - 62227427 邮购：010 - 62236938
网址 www.cmstp.com
规格 880 × 1230mm $^1/_{32}$
印张 2 $^3/_8$
字数 40 千字
版次 2024 年 7 月第 1 版
印次 2024 年 7 月第 1 次印刷
印刷 北京侨友印刷有限公司
经销 全国各地新华书店
书号 ISBN 978 - 7 - 5214 - 4598 - 5
定价 15.00 元

获取新书信息、投稿、为图书纠错，请扫码联系我们。

| 出版者的话 |

在中医的历史长河中，历代医家留下了数以万计的中医古籍，这些古籍蕴藏着历代医家的思想智慧和实践经验，熟读精研中医古籍是当代中医继承、创新的根基。新中国成立以来，中医界对古籍整理工作十分重视，在经典中医古籍的校勘注释、整理等方面取得了显著成果，这些工作在帮助读者读懂原文方面起到了重要作用。但是，中医古籍数量繁多，从目前对古籍的整理来看，各科中医古籍大多较为散在，主要包含在较大的古籍整理类丛书中，相关专业的师生和临床医生查找起来多有不便。为此，我们根据当今中医学的学科建制，选取较为实用的经典著作按学科分类，可省去相关专业师生和临床医生在浩如烟海的古籍中查找选取的时间，也方便他们对同一学科的古籍进行系统的学习和研究。

本套丛书遴选了15种中医内科经典古籍，包括《内外伤辨惑论》《血证论》《内科摘要》《症因脉治》《证治汇补》《证治百问》《医学传灯》《脾胃论》《痰火点雪》《理虚元鉴》《金匮翼》《活法机要》《慎柔五书》《医学发明》《医醇賸义》。

本次校注出版突出以下特点：①遴选底本，保证质量。每种医籍均由专家甄选善本，考据校正，细勘精审，力求原文优质准确。②字斟句酌，精心校注。校注专家精心揣摩，析疑惑谬误之处，解疑难混沌之点，对古籍的版本迥异、疑难字句进行释义。③文前说明，提要钩玄。每本古籍文前皆作校注说明，介绍古籍作者生平、学术特点、成书背景等，主旨精论，纲举目张，以启迪读者。

希望本丛书的出版能为中医学子及临床工作者研读中医经典提供有力的支持。

中国医药科技出版社

2024 年 6 月

| 校注说明 |

本书校注所参底本：中国中医科学院图书馆藏明代汪绮石《理虚元鉴》（2卷）清光绪二年丙子（1876）仁和葛氏刻本。

主校本：清乾隆辛卯小春月刻味研堂藏板（见《续修四库全书》第1006册）（以下简称"四库本"）。

参校本：中国中医科学院中国医史文献研究所图书室藏清代陆懋修重订宣统一年己酉（1909）冰兼铅印本（以下简称"陆懋修重订本"）、清末曹炳章原编《中国医学大成》上海科学技术出版社重刊订正本（以下简称"医学大成本"）。

凡书中原文错误之处均作改正，并于注释中标明所改之处及改正依据。书中出现繁体字、俗体字、异体字或通假字，均径改作常用简化字。

校注者

2024 年 3 月

陈序

岁甲戌，予守毗陵，得一士，柯子心斋。其先世浙慈人也，家传忠厚，多业医者，令祖锦堂先生，侨寓锡邑之鹅湖，遂家焉。心斋性聪颖，倜傥不附时俗，文章有奇气，精书法，兼通家学，隐识为远到材，迄今二十载矣。一衿潦倒，蹭蹬场屋，岂其爱博而不专欤？顾多才者多艺，不相妨也，遇合会有时耳。予患头风，访医仰①药，无纤毫之效。心斋诊予脉，乃云治病不求其本，真为头痛治头。缘制一方，却与所患不相涉，服后痛渐愈，不啻陈琳之檄。及见伊芳令伯德修所刻《理虚元鉴》，因知心斋制方之意之所由来也。德修柯君，虽未晤言，其学业之渊博②，已于所订者窥见一斑。且是书沉埋剥蚀，历有年所，当世不知有是书，即见之，谁复

① 仰：陆懋修重订本作"尝"。
② 渊博：陆懋修重订本作"深"。

知为绮石作者。今柯君①不掠美，以付剞劂，参订而表彰之，更可见其用心之厚矣。噫！学固贵崇其本，业必有待乎时，不独医道也。是为序。

时乾隆三十六年岁次辛卯嘉平月闽中
陈焱晋亭氏题于姑苏署次②

---

① 柯君：陆懋修重订本作"德修"。
② 署次：陆懋修重订本作"官廨"。

华序

余年未三十，获交柯君德修，今六十有九矣。君业医，余喜地学，辄谈论天下技术。地关一家休咎，医关一人生死。钝根人求名不成，改业图利，相地习医，自误误人，曷有底耶！然地误廿载后，医误旦夕间耳！

君天姿颖敏，幼就塾同学，分授经，悉耳熟背诵，故潜心医学，得深造焉。本世医，复从明师指授，探源溯流，广搜博记，多购未见书，《理虚元鉴》，其一也。君于疑难症立辨，制方不停睫，案简当，老医摄服。入都，名大振，医院诸人避席。太原守病，邀入幕，山右抚司①以下，咸以扁、卢目之。君善导引，长余数岁，健食如虎咽，步履捷于少壮人。余日就衰颓，每以屏俗，缘毋懈系功为最。君之邃于医，不但贯串诸家，得

---

① 司：陆懋修重订本作"军"。

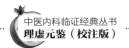

于静悟者尤多，来余家剧谈不厌，延治者急甚，久之乃去。今欲刻《理虚元鉴》公诸世，余四十余年知己，述其概，弁诸简端。

乾隆三十六年岁次辛卯三月朔日牛毛道人华杰撰

| 柯序 |

　　医学祖《灵》《素》《难经》，而方不传。制方首推仲景，嗣后各立一说。仲景治冬寒，而河间明温暑，洁古理脾胃，东垣讲内伤，子和攻痰饮，丹溪究阴虚，六家为医学之宗主。王安道以冬寒分出中寒、伤寒，巢元方以温暑分出热病、中暑，罗谦甫以内伤分出劳伤、食伤，隐君以痰饮分出湿痰、燥痰，叔和以阴虚分出真阴、真阳。其论尤为明晰。古人立说，各具一长。合其长，乃称全璧。余遍观诸家，虚症犹未尽厥奥。雍正乙巳仲秋，购得绮石先生《理虚元鉴》，实发前人所未发。其治阴虚，主清金，肺为五脏之天也；治阳虚，主健中，脾为百骸之母也。其方甚简，药味无多。《神农本经》药三百六十五种，效法周天度数。仲景一百十三方，取《本经》药九十一种，入《伤寒论》中。或合经之大纲，或合经之一目，乃详于伤寒，推及诸病也。绮石先生独详于虚劳，盖风、寒、暑、湿，多乘虚而入，正气固，则受病少，治虚劳是治其本也，诸病其余事耳。余素留心于六气司天，主客进退，乘除偏胜，而人病焉。不谙司天审病，误投药饵者过半，《元鉴》亦参及之，则绮石之论虚劳，犹仲景之论伤寒，非举一而废百也。韩昌黎谓孟子之功不在禹下，绮石岂在仲景下耶？医道大而微，不知天、地、人，不可与言医，不通儒、佛、仙，不可与言医。余浅昧，愧未贯彻，但愿业医者，广为搜讨，会其指归，则吾道幸甚！斯世幸甚！

乾隆岁次辛卯初夏古吴柯怀祖题于复韵斋

　　绮石先生医道高玄，虚劳一门，尤为独阐之宗。尝曰：人之禀赋不同，而受病亦异。顾私己者，心肝病少；顾大体者，心肝病多。不及情者，脾肺病少；善钟情者，脾肺病多。任浮沉者，肝肾病少；矜志节者，肝肾病多。病起于七情，而五脏因之受损。先生悯世人之病虚劳者，委命于庸医，而轻者重，重者危，深可痛伤。特校昔贤之书几千百家，如四时各司一气之偏，未逢元会。乃伏读《素》《灵》而启悟门，得其要领，参订补注，集成一书。辨症因，详施治，审脉法，正药讹，精纯邃密，后岐黄而启发者也。其功岂浅鲜哉！奈书成身殁，易箦之时，犹谆谆以斯世之责，至嘱于两世兄及诸门下士，而不肖亦与闻遗命焉。今先生虽逝，而道在人间。长君伯儒，能读其书；次君东庵，能继其志；犹子济明及门下武林君宾沈子，能广其传。然则先生固未尝逝也。先生不忍后世病此者，夭折而莫救，故临终以山中宰相事业，专付仲君。仲君会世变，遂弃棘闱而潜

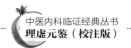
心于箕裘之绍。是书之成，实其发明者居多，所恨身丁丧乱，受梓无人，大惧淹没先生之德。是望后之仁人君子，体先生之心，登此书于梨枣而广传之，则吾侪幸甚。天下后世，读其书饮其泽者幸甚。

受业赵何宗田氏谨识

目录

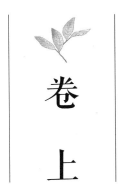

卷

上

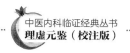

治虚脉法总括

脉来缓者，为虚，软、微、弱皆虚也。弦为中虚；细而微者，气血皆虚；小者，气血皆少。又脉芤血气脱，沉、小、迟者，脱气。以上皆劳倦之脉，虚怯劳热之症也。又微而数者，为虚热；微而缓滑者，为虚痰。

治虚脉法分类

一、心肾不交，两寸弦数，两尺涩。《纪传》曰：左寸脉迟，心虚；右寸微滑，精气泄

二、梦泄遗精，尺寸脉迟而涩。心肾不交，梦淫精泄，真元耗散，不寿之征。又曰：寸数脾弦，两尺细数，精离位。青年左尺微涩，色欲伤。《正传》曰：诸芤动微紧，男子失精，女鬼交。心脉短小，梦遗精。尺数，相火炽而遗。

三、漏精，右尺弱如发细，天精摇摇，寒精自出，马口有黏腻之累，房事不久，绝孕。

四、肾痹，寸虚弱而涩，尺沉细而数。

五、夜热，微弦虚数，或沉或涩，软弱而细。

六、骨蒸，数大，或滑、急、促、细而数。

七、干咳嗽，左寸涩数，右大急数。

八、虚痰嗽，软细弱，气口微细而数，或滑大而虚。

九、血虚痰火，左寸涩而弦数，右寸虚大而滑，或数而涩，尺中虚涩。又曰：细而紧数，细则血虚，数必咳嗽，紧则为寒。寒因血虚而客于肺经，反而作热，故脉数而咳嗽也。

十、咳嗽痰中带血珠，右寸滑而数，或濡而弱，即煎厥之症。

十一、咳嗽带血，寸数而大，或滑而紧急，关、寸弦而涩，即煎厥。

十二、劳嗽吐血、咳血、呕血、咯血，即薄厥。脉得诸涩、濡，为亡血，芤为失血，涩为血少。际氏曰：心脉涩，肺脉虚，或芤或迟，为亡血、失精。呕者兼胃火。《脉经》云：吐血、唾血，脉迟小弱者生；实大者死。唾血，坚强者死，濡滑者生。

十三、传尸劳，《脉经》云：男子平人脉滑大为劳极，虚涩亦为劳。

十四、气口脉弦而数者，脉痿也。《脉诀》气口数而虚涩，肺痿之形。疑即肺痿之误。

十五、六脉软弱，阳虚极也。

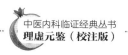

治虚有三本

　　治虚有三本，肺、脾、肾是也。肺为五脏之天，脾为百骸之母，肾为性命之根，治肺、治脾、治肾，治虚之道毕矣。夫东垣发脾胃一论，便为四大家之首；丹溪明滋阴一着，便为治劳症之宗；立斋究明补火，谓太阳一照，阴火自弭。斯三先生者，皆振古之高人，能回一时之习尚，辟岐黄之心传者。然皆主于一偏，而不获全体之用。是以脾胃之论，出于东垣则无弊，若执东垣以治者，未免以燥剂补土，有拂于清肃之肺金。滋阴之说，出于丹溪已有弊，执丹溪以治者，全以苦寒降火，有碍于中州之土化。至于"阳常有余，阴常不足"，此实一偏之见，难为古人讳者，而后人沿习成风，偏重莫挽，凡遇虚火虚热，阴剧阳亢之病，辄以黄柏补肾、知母清金，未能生肾家真水，而反以熄肾家真火。夫肾者，坎象，一阳陷于二阴之间。二阴者，真水也。一阳者，真火也。肾中真水，次第而上生肝木，肝木又上生心火。肾中真火，次第而上生脾土，脾土又上生肺金。故生人之本，从下而起，如羲皇之画卦然。盖肾之为脏，合水火二气，以为五脏六腑之根。真水不可灭，真火独可熄乎？然救此者，又执立斋补火之说，用左归、右归丸，不离苁蓉、鹿茸、桂、附等类，而不顾其人之有郁火无郁火，有郁热无郁热，更不虑其曾经伤肺不伤肺。夫虚火可补，理则诚然。如补中益气汤，用参、芪、术、草之甘温以除大热。然苟非清阳下陷，犹不敢轻加升、柴、归、姜辛热之品，乃反施之郁火、郁热之症，奚啻抱薪救火乎！余唯执两端以用中，合三部以平调。一曰清金保肺，无犯中州之土。此用丹溪而不泥于丹溪也。一曰培土调中，不损至高之气。此用东垣而不泥于东垣也。一曰金行清化，不觉水自流长。乃合金水于一致也。三脏既治，何虑水火乘时，乃统五脏以同归也。但主脾、主肾，先贤颇有发明，而清金保肺一着，尚未有透达其精微者，故余于论肺也独详。此治劳之三本，宜先切究也。

治虚二统

治虚二统，统之于肺、脾而已。人之病，或为阳虚，或为阴虚。阳虚之久者，阴亦虚，终是阳虚为本；阴虚之久者，阳亦虚，终是阴虚为本。凡阳虚为本者，其治之有统，统于脾也；阴虚为本者，其治之有统，统于肺也。此二统者，与前人之治法异。前人治阳虚者，统之以命火，八味丸、十全汤之类，不离桂、附者是；

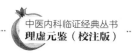

前人治阴虚者，统之以肾水，六味丸、百补丸之类，不离知、柏者是。余何为而独主金、土哉？盖阴阳者，天地之二气。二气交感，乾得坤之中画而为离，离为火；坤得乾之中画而为坎，坎为水。水火者，阴阳二气之所从生，故乾坤可以兼坎离之功，而坎离不能尽乾坤之量。是以专补肾水者，不如补肺以滋其源，肺为五脏之天，孰有大于天者哉？专补命火者，不如补脾以建其中，脾为百骸之母，孰有大于地者哉？

阳虚三夺统于脾

就阳虚成劳之统于脾者言之，约有三种：曰夺精，曰夺气，曰夺火。气为阳，火者，阳气之属。精者，水火之兼。色欲过度，一时夺精，渐至精竭。精者，火之源，气之所主。精夺，则火与气相次俱竭。此夺精之兼火与气也。劳役辛勤太过，渐耗真气。气者，火之属，精之用。气夺，则火与精连类而相失。此夺气之兼火与精也。其夺火者，多从夺精而来，然亦有多服寒药，以致命火衰弱，阳痿不起者。此三种之治，夺精、夺火主于肾，夺气主于脾。余何为而悉统于脾哉？盖阳虚之症，虽有夺精、夺火、夺气之不一，而以中气不守为最险。故阳虚之治，虽有填精、益气、补火之各别，而以急救中气为最先。有形之精血，不能速生；

无形之真气，所宜急固。此益气之所以切于填精也。回衰甚之火者，有相激之危；续清纯之气者，有冲和之美。此益气之所以妙于益火也。夫气之重于精与火也如此，而脾气又为诸火之原，安得不以脾为统哉？余尝见阳虚者，汗出无度；或盛夏裹绵；或腰酸足软而成痿症；或肾虚生寒，木实生风，脾弱滞湿，腰背难于俯仰，胻股不可屈伸，而成痹症；或面色皎白，语音轻微。种种不一，然皆以胃口不进饮食，及脾气不化为最危。若脾胃稍调，形肉不脱，则神气精血可以次第而相生，又何有亡阳之虞哉？此阳虚之治，所当悉统于脾也。

阴虚之症统于肺

就阴虚成劳之统于肺者言之，约有数种，曰劳嗽，曰吐血，曰骨蒸，极则成尸疰。其症有兼有不兼；有从骨蒸而渐至劳嗽者；有从骨蒸而渐至吐血者；有竟以骨蒸枯竭而死，不待成劳嗽者；有竟从劳嗽起而兼吐血者；有竟从吐血起，而兼劳嗽者；有久而成尸疰者；有始终只一症，而或痊或毙者。凡此种种，悉宰于肺治。所以然者，阴虚劳症，虽有五劳、七伤之异名，而要之以肺为极则。故未见骨蒸、劳嗽、吐血者，预宜清金保

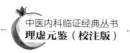

肺；已见骨蒸、劳嗽、吐血者，急宜清金保肺；曾经骨蒸、劳嗽、吐血而愈者，终身不可忘护肺。此阴虚之治，所当悉统于肺也。

虚症有六因

虚症有六因：有先天之因，有后天之因，有痘疹及病后之因，有外感之因，有境遇之因，有医药之因。

因先天者，指受气之初，父母或年已衰老，或乘劳入房，或病后入房，或妊娠失调，或色欲过度。此皆精血不旺，致令所生之子夭弱，故有生来而或肾，或肝心，或脾肺，其根蒂处先有亏，则至二十左右，易成劳怯。然其机兆，必有先现，或幼多惊风，骨软行迟；稍长，读书不能出声，或作字动辄手振，或喉中痰多，或胸中气滞，或头摇目瞬。此皆先天不足之征。宜调护于未病之先，或预服补药，或节养心力，未可以其无寒无热，能饮能食，并可应接世务，而恃为无惧也。即其病初起，无过精神倦怠，短气少力，五心烦热而已，岂知危困即在眉前也。

因后天者，不外酒色、劳倦、七情、饮食所伤。或色欲伤肾，而肾不强固；或劳神伤心，而心神耗惫；或郁怒伤肝，而肝弱不复调和；或忧愁伤肺，而肺弱不复清肃；或思虑伤脾，而脾弱不复健运。先伤其气者，气伤必及于精；先伤其精者，精伤必及于气。或发于十五六岁，或二十左右，或三十上下，病发虽不一，而理则同归耳。

因痘疹及病后者，痘乃先天阳毒，疹乃先天阴毒。故痘宜益气补中，则阳毒之发也净，而终身少脾病。疹宜清散养荣，则阴毒之发也彻，而终身少肺病。苟致失宜，多贻后患。故凡后此此脾泄胃弱，腹痛气短，神瘁精亏，色白足痿，不耐劳动，不禁风寒，种种气弱阳衰之症，皆由痘失于补也。凡肺风哮喘，音哑声嘶，易至伤风咳嗽等类，种种阴亏血枯之症，皆由疹失于清也。至于病后元气尚亏，更或不自重命，以劳动伤其气，以纵欲竭其精，顷间五脏齐损，恒致不救，尤宜慎之。

因外感者，俗语云：伤风不醒结成痨。若元气有余者，自能逼邪使出；或肾精素厚，水能救母；或素无郁火、郁热，则肺金不得猝伤。若此者，不过为伤风咳嗽，年老者则为痰火而已，不至于成痨也。若其人或酒色无度，或心血过伤，或肝火易动，阴血素亏，肺有伏火，一伤于风火，因风动则痨嗽之症作矣。盖肺主皮毛，风邪一感于皮毛，肺气便逆而作嗽。似乎伤风咳嗽，殊不经意，岂知咳久不已，提起伏火，上乘于金，则水精不布，肾源以绝，且久嗽失气，不能下接沈涵，

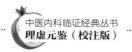

水子不能救金母，则劳嗽成矣。

因境遇者，盖七情不损，则五劳不成，惟真正解脱，方能达观无损，外此鲜有不受病者。从来孤臣泣血，孽子坠心，远客有异乡之悲，闺妇有征人之怨，或富贵而骄泆滋甚，或贫贱而窘迫难堪。此皆能乱人情志，伤人气血。医者未详五脏，先审七情，未究五劳，先调五志，大宜罕譬曲喻，解缚开胶。荡泆者，惕之以生死；偏僻者，正之以道义；执着者，引之以洒脱；贫困者，济之以钱财。是则仁人君子之所为也。

因医药者，本非痨症，反以药误而成。或病非因感冒而重用发散，或稍有停滞而妄用削伐，或并无里热而概用苦寒，或弱体侵邪，未经宣发。因其倦怠，骤患其虚，而漫用固表滋里，遂致邪热胶固，永不得解。凡此能使假者成真，轻者变重，所宜深辨也。

心肾论

夫心主血而藏神者也，肾主志而藏精者也。以先天生成之体论，则精生气，气生神；以后天运用之主宰论，则神役气，气役精。精、气、神，养生家谓之三宝。

治之原不相离，故于滑精、梦泄种种精①病者，必本于神治；于怔忡、惊悸种种神病者，必本于气治。盖安神必益其气，益气必补其精。

心肾不交论

虚劳初起，多由于心肾不交，或一念之烦，其火翕然上逆，天旌摇摇，精离深邃。浅者梦而遗，深者不梦而遗，深之极者，漏而不止。其或症成骨痿，难于步履者，毕竟是少火衰微，则成阳虚一路，不为阴虚之症也。其单见心肾不交，滑精梦泄，夜热内热等候者，此为劳嗽之因，而未成其症也。其心肾不交，心火炎而乘金，天突急而作痒，咯不出，咽不下，喉中如有破絮黏塞之状，此劳嗽已成之症也。

心肾不交与劳嗽总论

在心肾不交之初，或梦泄滑精，体倦骨痿，健忘怔忡；或心脾少血，肝胆动焰，上冒下厥。种种诸症，但未至伤肺络，成蒸热者，可用养心丸，或归脾丸主之。

---

① 精：原文作"情"，据四库本改。

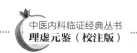
其养心丸内以石莲、肉桂，交心肾于顷刻；归脾丸内以龙眼、木香，甘温辛热之品，直达心脾，主补中而生血，引经文主明下安之义，以补火为治。故凡火未至于乘金，补火亦是生土之妙用，而何虑乎温热之不可从治也哉？若夫阴剧阳亢，木火乘时，心火肆炎上之令，相火举燎原之焰，肺失降下之权，肾鲜长流之用，以致肺有伏逆之火，膈有胶固之痰，皆①畏非时之感，胸多壅塞之邪，气高而喘，咳嗽频仍，天突火燃，喉中作痒，咯咽不能，嗽久失气，气不纳于丹田，真水无以制火，于是湿挟热而痰滞中焦，火载血而厥逆清，伏火射其肺系，则能坐而不能卧，膈痰滞乎胃络，则能左而不能右。斯时急宜清金保肺，以宣清肃之令②；平肝缓火，以安君相之位；培土调中，以奠生金之母；滋阴补肾，以遏阳光之焰。一以中和为治，补其虚，载其陷，镇其浮，定其乱，解其争，制其过，润其燥，疏其淹滞，收其耗散，庶有济也。若执补火之说，用辛热之品，与彼寒凉伤中者，异病而同治，岂不殆哉！

---

① 皆：原文作"背"，据四库本改。
② 令：原文作"命"，据四库本改。

五交论

　　劳嗽吐血之症，其难于脾肺之交，不必遍论五脏，但取其要处言之。夫虚症总由相火上炎，伤其肺金，而相火寄于肝肾，故余于清金之外，再加白芍酸敛以收之，丹皮辛润以抑之，二物物能制木之过，又能滋木之枯，此治金木之交也。至于木得火势而上乘于金，金失降下之令，已不能浚水之源，木强土受其克，水寡于畏，亦乘风木之势而上乘，淆混于胸膈而为痰涎，壅塞胶固稠腻不可开，以碍清肃之化。此因木土不交，水又乘之而肆虐。粗工每以陈、半、香、朴治痰之标，殊不知此乃水乘木火而上泛为痰，比之杂症二陈所主之痰，天渊不同。余但于清金剂中，加牛膝、车前、泽泻，以导水下行，土自安位，金水平调，天地清肃矣。此调木土之交，及水土之变也。

吐血论

　　有不从劳嗽而吐血先之者，心火、肝木之为病主也。然又有煎厥、薄厥之分。煎厥者，从阴虚火动，煎灼既久，血络渐伤，旋至吐血，其势较缓。薄厥者，薄

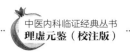

乃雷风相薄之薄，心热为火，火热为风，风火相薄，厥逆上冲，血遂菀乱涌出，其势较急。煎厥单动于心火，不得风助，故无势而缓。薄厥兼动于肝火，火得风助，故有势而急。大抵性急多盛怒者，往往成薄厥。且是症也，又当防其瘀血渗入肺系，郁而不散，以至积阳为热，积阴为痊，喘嗽交加，病日以深而成劳嗽也。大凡治吐血，宜以清金保肺为主，金令既肃，肝木得其平，而火自不敢肆。至于骨蒸之久，煎灼真阴，火炎伤肺，亦宜急化其源，庶乎水得所养，而火渐熄，不至为劳嗽之渐也。

红症初起治法

吐红薄厥之症，初治用犀角地黄汤不效者，以犀、地虽有凉血止血之功，而其力尚缓故也。凡吐血正涌之时，法宜重在止血，宜以炒蒲黄、炒侧柏叶、棕灰三味为主，佐以紫菀、犀角、地黄、白芍之类；若血势过盛不止者，再用清金散、碧玉丹，一坠其火即降；更不止，再加童便。甚至血势涌溢，并汤药无隙可进者，须以热酒濯其两足，自能引火下行，而血渐止，然后投以上药可也。

劳嗽症论

余于劳嗽症，尝列四候以为准。夫四候者，肺有伏逆之火，膈有胶固之痰，皆畏非时之感，胸多壅塞之气。然此四候，以肺火伏逆为主，余三候则相因而至。盖肺为五脏之天，司治节之令，秉肃清之化，外输精于皮毛，内通调乎四渎。故饮食水谷之精微，由脾气蒸发以后，悉从肺为主，上荣七窍，下封骨髓，中和血脉，油然沛然，施于周身，而何痰涩之可成哉？惟肺为火薄，则治节无权，而精微不布于上下，留连膈膜之间，滞而为痰，痰老则胶固而不可解，气无以宣之也。又肺主皮毛，外行卫气，气薄而无以卫外，则六气所感，怯弱难御，动辄受损，则本病而复标邪乘之。或本火标风，则风助火势，而清火易滞其气，祛风必燥其营。本火标寒，则寒火结聚，而散寒则火煽，降火必寒收；本火标暑，则暑火同气；本火标湿，则湿火交煎。虚劳一遇此等标邪触发，或兼伤寒，或兼疟痢，必至轻者重而重者危。故于时已至而气未至，时未至而气先至，或至而太过、至而不及等，皆属虚风贼邪，所宜急防之也。胸者，心肺交加之部，火炎攻肺，而气不得以下输，则气多壅塞，尤不当以宽胸理气之剂开之。总之，肺气一

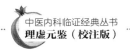

伤，百病蜂起，风则喘，痰则嗽，火则咳，血则咯，以清虚之脏，纤芥不容，难护易伤故也。故于心肾不交之初，火虽乘金，水能救母，金未大伤者，预当防维清肃之令，以杜其渐，而况劳嗽已成，可不以保肺为治哉！

劳嗽初起治法

劳嗽初起之时，多兼表邪而发。盖肺部既亏，风邪乘虚而入，风寒入肺，化为火邪，邪火与内火交灼，则肺金愈伤，而咳嗽因之不止。庸医但知劳嗽为五内本病，而骤以芪、术益其气，归、地补其血，甚以白芍、五味、枣仁敛其邪，则邪气深滞腠理，胶固而难拔矣。余凡遇此症，先以柴胡、前胡清理表邪，及桔梗、贝母、兜铃之类，清润而不泥滞者，以清理肺金，或六七剂后，方用清凉滋阴之品，以要其终。但柴胡可多用几剂，前胡止可用一二剂，若表邪一清，柴胡亦须急去也。

干咳嗽论

干咳者，有声无痰，病因精血不足，水不济火，火气炎上，真阴燔灼，肺脏燥涩而咳也。丹溪云：此系火邪郁于肺中而不能发，水火不交所致，宜补阴降火。症从色欲来者，琼玉胶最捷。午后咳，阴虚也；黄昏咳，火气上感于肺也。

咳嗽痰中带血珠血丝

此症大约皆从郁火伤肺，肺金受邪，不能生水，水火不相济，则阴火亢阳，而为痰血凝结，火载上逆，乃煎厥之渐也。多因志节拘滞，预事而忧，或郁怒伤肝，或忧愤伤心，不能发泄而成。若不早治，肺金受伤之至，火盛血逆，成块成片，夹痰而出，有时无痰而出，轻则见于清晨，甚则时时频见，或拂郁愤怒，则随触随见，即煎厥也。不急治，则为薄厥，而病笃矣。

论劳嗽吐血能治不能治大旨

血症生死之辨，以大肉不消者，其病轻；大肉渐消者，其病重；若大肉脱尽者，万无生理。倘虚热已退，红症已止，痰嗽皆除，而大肉未消，或既消而脾胃犹强，药食滋补，大肉渐渐长起，则犹可治；设使仍前不长者，断然不可治，即使饮食自健，亦不过迁延时日而已。每见患怯之人，起居如常，正当进膳之时，执匕箸而去者，即此症也。凡患此症者，如心性开爽，善自调

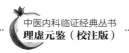
养，又当境遇顺适，则为可治；若心性系滞，或善怒多郁，处逆境而冤抑难堪，处顺境而酒色眷恋，又不恪信医药，死何疑焉？

虚劳内热骨蒸论

虚劳发热，皆因内伤七情而成。人之饮食起居，一失其节，皆能成伤，不止房劳一端为内伤也。凡伤久，则营卫不和而发热，热变蒸，蒸类不一。凡骨、脉、皮、肉、五脏、六腑皆能作蒸。其源多因醉饱后入房，及忧思劳役，或病饮食失调，暨大喜、大怒、大痛、大泪、严寒、酷暑、房劳，不能调摄，邪气入内而成注。注之为言，住也，外邪深入，连滞停住而不能去也。注不治则内变蒸，蒸失治则咳嗽、吐痰、咳血，而病危矣。故夜热、内热、虚热，为虚劳之初病，骨蒸、内热、潮热，则虚劳之本病也。宜及时调治，毋使滋蔓。治法以清金、养荣、疏邪、润燥为主，则热自退矣。

虚火伏火论

诸火可补火，诸热不可补火。又他脏有虚火可补火，肺脏有伏火不可补火。斯言实发前人未发之旨。何谓诸火可补火？火者，虚火也，谓动于气而未着于形。其见于症，易升易降，倏有倏无。其发也，尽有燎原之势，或面红颊赤，或眩晕厥冒，种种不同，而皆可以温润补肾之剂，以收其浮越，而引归于性根命蒂之中，补之可也。何谓诸热不可补火？热者，实热也。谓其先动于气，久而渐着于形，如烧热之物相似。其见于症，有定时，有定处，无升降，无变迁。其夜间准热日间不热者，为夜热；其里面恒热而皮肤未热者，为内热；其热如在骨髓间蒸出而彻于皮肤者，为骨蒸劳热。此种种蒸热，有清法，无温理，补之不可也。何谓他脏有虚火可补火，肺脏有伏火不可补火？盖肺与四脏有别，如肝肾龙雷之火可补而伏，脾胃寒格之火可补而越，心家虚动之火可补而定，惟肺之一脏属金，金畏火克，火喜铄金，故清肃之脏最畏火。此言其脏质也。肺居膈上，其气清，其位高，火若上冲则治节失令，而痰滞气塞，喘嗽交加，故至高之部极畏火。此以部位言之也。然或偶然浮越之火，犹不犯此禁，独至伏逆之火，出于阴虚阳亢，火乘金位，谓之贼邪。以其火在肺叶之下，故名伏；以其火只星星，便能使金令捍格，故名逆。凡若此者，症必胶痰固膈，吸短呼长，脉必细而数。细为血虚，数为火胜。此在少年为劳嗽之根，四十以外，为血虚痰火之兆。宜用清法，无用温理，其断不可补者也。

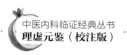
遗精梦泄论

精虽藏于肾，而实主于心。心之所藏者神，神安则气定，气为水母，气定则水澄，而精自藏于命门。其或思虑过度，则水火不交，快情恣欲，则精元失守。所以心动者神驰，神驰则气走，精逐而流也。且心主血，心血空虚，则邪火上壅，而淆其灵舍，于是神昏志荡，天精摇摇，淫梦交作，而精以泄。其甚者，不待梦而时泄。此时以降火之法治之，而火不可降，即以龙骨、牡蛎涩精之品施之，亦属随止随发。殊不知神不归舍，斯精不归元，故肾病当治其心，宜以养气安神为主，以润燥滋血之品为先，君火既安，相火自能从令，神清气爽，而精安有不固者哉？

人身之精，融化于周身，如树中胶汁，本无形质，至因情动摇，遂各成形质而出。其所出者，已为精之死物矣。是不独精出于肾然也。他如：贪心动则津出，哀心动则泪出，愧心动则汗出，皆为精所施化，多出皆能伤精，但与遗精者相较，则感有浅深，质有厚薄，伤有轻重耳。

肾痹论

此即遗精痿症也。其初起于酒色不节，精血日竭，水火俱衰，肝风、脾湿、肾虚生寒，三气合聚而为肾痹。宗筋不能束骨节、利机关，足难步履，腰背难以俯仰，坐卧难支。总因倾尽真元，而筋骨日瘁也。法宜清气安神，以养心脾之血；润燥滋血，以归肝肾之阴。

白浊白淫论

白浊、白淫，从新久定名。初出茎中痛而浓浊如膏，谓之白浊。久之不已，精微弱而薄，痛亦渐减，至后闻淫声、见女色而精下流，清稀而不痛，则谓之白淫也。白浊全属火，至白淫，则火衰而寒胜矣。此因肾家元气降而不升，故黏丝带腻，马口含糊而不已。治法宜回阳气而使上升，固其精元而不使下陷，则病自止矣。外此有症非属虚，而湿热下注者，宜从丹溪治法。又有所求不遂，志意郁结而精泄，及气虚人失精气而遗者，皆非虚病也。

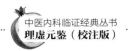
女人虚劳

女人虚劳，有得之郁抑伤阴者，有得之蓐劳者，有得之崩带者。其郁抑伤阴，虽以调肝为急，终是金能克木。蓐劳、崩带，虽以补肾为急，终是金能生水。此阴虚成劳，总不离乎清金以为治也。蓐劳非即是劳嗽，蓐劳重，然后伤肺而劳嗽以成。治当以归脾、养荣，兼清金主之。别有气极一种，短气不能言者，却不在阳虚例，乃肺病也。此症虽陈皮亦在所忌。

尸疰传尸劳等症

夫劳极之候，血虚血少，艰于流布，甚至血不脱于外，而但蓄于内，蓄之日久，周身血走隧道，悉痹不流，而营分日虚。于是气之所过，徒蒸瘀血为热，热久则蒸其所瘀之血，化而为虫，遂成尸疰瘵症。其或因湿火蒸化，或因死痰渗入清而成，皆是类也。自此竭人之神气，养虫之神气，人死则虫亦死，其游魂之不死者，传亲近之一脉，附入血隧，似有如无，其后虫日荣长，人日凋瘁，而命随以毙。故传尸劳又与尸疰症不同，尸疰因虚损而成，若传尸则在素无虚损之人，一传染，即现出劳怯候，或发热、骨蒸，或咳嗽、吐血、唇红、面青等症者是。所传亦分五脏，在脾肠澼，在心吐血，在肝与肺则咳嗽也。治尸疰以清金养荣为本，其杀虫断祟，当以獭肝、獭爪、熊指、啄木等丹治之。至犯传尸者，一见其外症唇红、面青、骨蒸、内热，饮食健啖，而人渐瘦不已者，必有虫也，治以獭爪百部丸主之。

虚劳当治其未成

患虚劳者，若待其已成而后治之，病虽愈，亦是不经风浪，不堪辛苦的人，在富贵者犹有生理，贫者终难保也。是当于未成之先，审其现何机兆，中何病根，尔时即以要言一二语指示之，令其善为调摄，随用汤液十数剂，或用丸剂、胶剂二三斤，以断其根，岂非先事之善策哉！

知节

节为节省之义。虚劳之人，其性情多有偏重之处，每不能撙节其精神，故须各就性情所失以为治。其在荡而不收者，宜节嗜欲以养精；在滞而不化者，宜节烦恼以养神；在激而不平者，宜节忿怒以养肝；在躁而不静

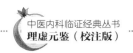

者，宜节辛勤以养力；在琐屑而不坦夷者，宜节思虑以养心；在慈悲而不解脱者，宜节悲哀以养肺。此六种，皆五志七情之病，非药石所能疗，亦非眷属所可解，必病者生死切心，自讼自克，自悟自解，然后医者得以尽其长，眷属得以尽其力也。

知防

虚人再经不得一番伤寒，或一番痢疾，或半年几月疟疾，轻伤风感冒，亦不宜辄受。所以一年之内，春防风，又防寒；夏防暑热，又防因暑取凉，而致感寒；长夏防湿，秋防燥，冬防寒，又防风。此八者，病者与调理病患者，皆所当知，即医师亦须深明五运六气之理，每当时序推迁，气候偏重，即宜预为调摄挽救，以补阴阳造化之偏，而制其太过，扶其不足。经云：毋翼其胜，毋赞其复，闲其未然，谨其将然，修其已然。即此之谓也。

二护

寒从足起，风从肩俞、眉际而入。病者常护此二处，则风寒之乘于不意者少矣。其间有最紧要者，每当时气不佳之际，若肩背经络之间，觉有些少淅沥恶寒，肢节酸软拘束，周身振颤，立身不定光景，即刻断食一周；其稍重者，略散以煎剂，自脱然而愈。若时气初染，不自觉察，再加以饮食斗凑，经邪传里，轻者蒸灼几日，重者恒致大害。

三候

前者四季之防六气，本而防标之说也。若夫二十四候之间，有最与本症为仇者。其候有三：一为春初木盛火升，一为仲夏湿热令行，一为夏秋之交伏火烁金。此三候中，如有一候未曾通过，虽嗽平吐止，火降痰宁，病者怡然，以为无事矣。而不知气候之相克，有在于寻常调燮之外者，一交三候，遂与本症大逆，平者必复，复者必深，深者不救。是惟时时防外邪，节嗜欲，调七情，勤医药，思患而预防之，方得涉险如夷耳！

二守

二守者，一服药，二摄养。二者所宜守之久而勿失也。盖劳有浅深，治有定候。如初发病尚轻浅，亦有不药而但以静养安乐而自愈；稍重者，治须百日或一年，

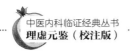
煎百剂，丸二料，膏一服，便可断除病根。至于再发，则真阴大损，便须三年为期。此三年间，起于色者节欲，起于气者慎怒，起于文艺者抛书，起于劳倦者安逸，起于忧思者遣怀，起于悲哀者达观，如是方得除根。至于三发，则不可救矣。且初发，只须生地、元参、百合、桔梗之类，便可收功；至于再发，非人参不治。是在病者之尽其力而守其限，识所患之浅深近久，量根本之轻重厚薄，而调治之。勿躁急取效，勿惜费恣情，勿始勤终。

三禁

治劳三禁，一禁燥烈，二禁苦寒，三禁伐气是也。盖虚劳之痰，由火逆而水泛，非二陈、平胃、缩砂等所开之痰。虚劳之火，因阴虚而火动，非知、柏、芩、连、栀子等所清之火。虚劳之气，由肺薄而气窒，非青、枳、香、蔻、苏子等所豁之气。乃至饮食所禁，亦同药饵。有因胃弱而用椒、胡、茴、桂之类者，其害等于二陈；有因烦渴而啖生冷鲜果之物者，其害同于知、柏；有因气滞而好辛辣快利之品者，其害甚于青、枳。此三禁不可不知也。

四难

一家中如父母慈，兄弟友，夫妇挚而有别，僮仆勤而不欺。此四者在人而不在己，在本家而不在医师，故曰难也。夫治劳之浅者，百日收功；稍深者，期年为限；更深者，积三岁以为期。其日逾久，则恩勤易怠，其效难期，则厌弃滋生，苟非金石之坚，难免啧室之怨，一着失手，满盘脱空，虽非医师之过，而为医者，亦不可不知也。

劳伤非弱症

有平时心肾不亏，并无弱症，偶有房劳，猝然呕血者，其血从胃中来，不得以怯症论治。宜以分理安胃为主，不必用黄芩、花粉、元参等药之凉，亦不必用黄芪、白术、山药之补，只须柴胡、贝母、桔梗、泽泻、丹皮、白芍、麦冬之类治之。更有劳伤筋力而得者，只宜调其胃气而自愈。

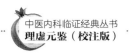

呕吐见血非弱症

往往有人患呕血甚多，医者遂认为弱症，误也。此先伤于怒，怒气伤肝，肝脏原有血积于中，后伤于寒，寒入胃，故呕吐。呕吐伤气，气带血而暴厥耳！是不可与怯症之血同论。当于治呕药中，加楂肉先行其瘀，止其吐；后再徐调其他症，自可万全也。

伤寒见血非弱症

有劳倦伤血，瘀积胃络，兼受风寒，寒邪迫血，火不能降，以致吐血、衄血，不可以弱症施治。若误投凉剂，则寒愈结而血难止，只宜散其风寒，少加调血归经之品，使邪外泄而火下降，则血自止矣。或问何以辨之？曰：头痛、恶寒、战栗、手足逆冷，而其人素无虚症，如虚火上炎，不足之候，身体不瘦，突然而起者是也。

肠风便血不同怯症

每见先天不足之人，得肠红便血之症，不肯自认为劳怯，且以为轻病而不治，久久至气血尽而不治者甚多。不知虚弱之人，饥饱劳役，风、寒、暑、湿乘虚而入，兼之酒色太过，湿滞中州，元气下陷，客风邪火，流入肠胃，气滞血凝，腐败溃乱，而成土崩河决之势。若不速治，将成大患。治法如何？曰：不过散其风，燥其湿，宽其肠，行其气，活其瘀，止其血，升其陷而已。散风用炒黑防风、荆芥为主。此二味，生用则能散风于上部，炒用则散风于二肠，荆芥尤为要药。宽肠行气以炒枳壳为主。止血以炒黑蒲黄、醋炒地榆为主。行瘀以紫菀为主，兼有调血归经之妙。升陷以升麻、柴胡为主。燥湿以白术、泽泻、茯苓为主。风散、湿除、气行、瘀消，元阳生发则病自愈。能节劳戒气，贬酒却色，善自调摄，且知起居服食禁忌，自不复发。更兼以调和气血、补助先天之剂投之，与虚劳血症收功之法同治，终身可以无患。

阳虚阴症辨

有男子脾肾气虚，腰膝无力，目眩，耳鸣，形体憔悴，溏泄无度，饮食少进，步履艰难，似乎阴虚弱症而非也。何以辨之？曰：不咳嗽，不内热骨蒸，不潮热、吐红是也。然其脉必软缓微弱，虚寒之极。治法当回阳

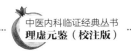
返本，健脾益胃，交补心肾为主，则寒谷阳回，万物发生。

软懒症辨

有一种软懒之症，四肢倦怠，面色淡黄；或膈中气满，不思饮食。其脉沉迟涩滞，软弱无力。或表气不清，恶寒发热，当其寒，则脉愈加沉涩；当其热，则脉微见细数。或传里内热，则脉气沉洪或洪数。总之，定带软弱不清之象。此内伤兼外感，其邪只在肌表筋骨之间，未深入脏腑，其所感尚轻，故不成伤寒、疟、痢等疾，而为此软弱因循之症也。

久久不治，成硬头黄者居多。若脾虚湿胜者，则成黄肿；若肺气不足者，流入清虚之腑，则壅为痰嗽；若血少者，迁延岁月，则成内热，或五心烦热，日晡潮热，渐似骨蒸劳热矣。此症大都得诸藜藿穷檐之辈，间有膏粱之人，因房劳不节，或窃玉偷香，恐惧忧惊，或埋首芸窗，用心过度，或当风取凉，好食生冷，致风寒传染，郁而不散，乃内伤兼外感而成。其外象酷似弱症，若察症不的，初起遽投以凉剂、补药，则邪正混淆，不得清彻，以致寒邪闭遏，郁于经络，而为内热，遂成真病。人家子弟患此，类多讳疾忌医，不便直告人，自认虚弱，见医者投以清理散邪之品，反不肯服，所以难治，亦难辨也。然则何以辨之？曰：头不痛，身不热，不烦嗽，不唾血，但腿酸脚软，蒸蒸内热，胸中邪气隔紧，食不易饥，与之食则食，不与亦不思，或今日思此物，明日即不喜，又思别物适口，如怯症之尝食劳也。治法：当其未入里时，宜和解分消，托之使出，用八物汤加减，去黄芩，加前胡、山楂、陈皮之类。湿胜有痰者，重以二陈汤，禀气厚者，加枳壳。用此数剂，邪自解散。若邪已入里，难从肌表散去，则宜重在分消，使邪从小便而出。表里既清之后，惟以养气、养血之品，培其本源。若起于忧惊思虑者，以交固心肾之药要其终，则霍然矣。玉芝云：外感软懒之症，切不可发汗，汗之则虚晕欲倒，以其兼内伤重也。治宜柴胡、防风、葛根、苏梗、陈皮、山楂、枳壳、泽泻等味主之。小便不利者，加车前。质弱者，去枳壳。数剂后加丹参，再后加当归。若脾虚下泄者，稍加燥味。若血虚内热者，少加丹皮、地骨皮。此症以百日为期，若未及百日而不肯服药者，变成黄症矣。

老年怯症难治说

谚有少无风瘫，老无痨瘵之说。故中年以后，人往

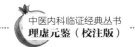

往有劳嗽、吐血、咳血症，不肯自认为怯症。曰：不过是血虚痰火而已。不知少年精血易生，老年气血易亏，精力不长，病此更难得愈。然则施治有老少之别乎？曰：少年之病难治而易愈，老年之病易治而难愈。所以易治者，为其相火易衰，色心已淡，性气已灰，怒气少动故也。若二者不戒，死期更促耳。至于治法，则从同也。

卷 下

虚劳本治方

归养心脾汤 治梦遗滑精

人参　黄芪　白术　芡实　北五味　甘草　熟地
枣仁　茯神　山药　当归身①

参固气，气固则精有摄而不遗。生地滋阴，阴滋则
火有制而不浮越。当归养血。芡实固肾。茯神、枣仁安
神宁志。芪、术、药、草补气调中，气旺神昌，则精固
而病自愈。遗甚加萸肉、莲须。思虑过度加莲肉。不禁
加石莲、金樱膏。足痿加牛膝、杜仲、龟板胶。

归养心肾丸

生地　熟地　黄芪　白术　山药　芡实　茯神　枣仁
归身　萸肉　五味　甘草

炼蜜丸，空心白汤送下三钱。

二地滋阴。当归养血。茯神、枣仁补心。芪、术、
药、草调气补中。五味、芡实固精滋肾。气虚加人参；
久遗加杞子、金樱；漏滑加莲须、芡实；心火盛加石
莲。寒精自出加苁蓉茸、鹿茸、沙苑、菟丝；泄泻加泽

---

① 人参……当归身：本方陆懋修重订本作"人参、炙黄芪、生冬
术、芡实、北五味、熟地、酸枣仁、茯神、怀山药、当归身"。

泻、莲肉；腰膝软弱，艰于步履，加牛膝、杜仲、龟鹿胶。

养心固本丸

元武胶_{红曲炒珠}　鹿角胶_{红曲炒珠}　萸肉　杞子　人参　黄芪　石莲肉　白术　甘草　枣仁　地黄　怀牛膝

内石莲，将肉桂一钱同煮一日，去肉桂，用炼蜜丸。收功固本药也。

养心固肾丸_{治漏精}

生地　当归　茯神　山药　芡实　萸肉　陈皮　甘草　五味　石莲肉

河水煎，空心服。

桑螵蛸散_{治遗精漏不止}

桑螵蛸

一味，焙为末，酒浆调服一钱。三四服即止。

补元汤_{治肾痹}

生地　杞子　黄芪　白术　杜仲　牛膝　山药　茯苓　当归　甘草

不拘时服。

清热养荣汤_{治虚劳内热骨蒸}

柴胡　丹皮　地骨皮　生地　当归　白芍　元参　茯苓　麦冬肉　生甘草

灯心三十寸，河水煎服。

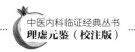

加味固本胶

生地　熟地　桔梗　茯苓　天冬肉　元参　川贝
百合　阿胶　紫菀　麦冬肉　甘草

白蜜二斤，收胶。

集灵胶

天冬　麦冬　生地　熟地　元参　桔梗　甘草

白蜜五斤，收胶。

清金养荣丸

生地　麦冬肉　花粉　川贝　元参　白芍　茯苓
地骨皮　丹皮　甘草

内生地，将薄荷汤煮烂，捣胶，同蜜为丸。

清金甘桔汤治干咳

桔梗　川贝　麦冬肉　花粉　生地　元参　白芍
丹皮　粉甘草　灯心

河水煎。

清金百部汤治虚劳久嗽

桔梗　元参　川贝　百部　生地　麦冬　丹皮　白芍
生甘草　地骨皮灯心

喘急，加白前、海粉、竹茹。如痰吐稠黏，脾肺火
盛加清金散、竹茹、花粉。

清金加减百合固金汤①

百合　桔梗　川贝　桑皮　杏仁　花粉　麦冬　茯
苓　陈皮　生甘草

大圣药

春加佛耳草，即面兼头，立夏日采取为饼。夏加苎
麻根。秋加金沸草。冬加款冬花。发热加柴胡、前胡。
咽痛，元参、射干。素有血症，生地、丹皮。

固金养荣汤

桔梗　桑皮　川贝　茯苓　百合　杏仁　陈皮　甘
草　生地四两

荷叶汤煮烂捣膏，同为蜜丸。此方与百合固金汤，
为治血虚痰火主药。

清金甘桔汤②治咳嗽痰中带血丝血珠

桔梗　生地　白芍　丹皮　麦冬　元参　川贝　茯
苓　阿胶　甘草

此方加紫菀、犀角，**名胶菀清金汤**，治咳嗽痰中夹
血。为丸，治咳嗽痰中夹血珠、血丝、血片。去生地、
桔梗，加地骨皮、百部，**名胶菀犀角汤**，治劳嗽吐血。

---

① 清金加减百合固金汤：本方陆懋修重订本作"清金百合汤"（一
切虚劳初起咳嗽痰血主药）：百合、桔梗、川贝母、桑白皮、白杏仁、天
花粉、大麦冬、云茯苓、广橘红、生甘草。

② 清金甘桔汤：陆懋修重订本作"清金桔甘汤"。

加味犀角地黄汤[①]

犀角　生地　赤芍　丹皮　蒲黄

灯心三十寸，荷叶一大张，煎汤代水。

琼玉胶

生地　茯苓　人参

各等分，蜜收。

固本肾气丸[②]治阳虚

人参　黄芪　白术　茯苓　当归　生地　炙草　枣仁　煨姜　鹿角胶

还元丹亦治阳虚

远志　杜仲　牛膝　补骨脂　山药　茯神　锁阳　五味　杞子　山萸肉　熟地　菖蒲

炼蜜为丸，淡盐汤下。

獭爪丸治传尸劳

獭爪醋炙为末　獭肝阴干　败龟板　银柴胡　百部　沙参　生地　桔梗　地骨皮　丹皮　麦冬　甘草

共为末，每以五分或至七分，投入煎剂，或丸或胶

---

① 加味犀角地黄汤：本方陆懋修重订本作"犀角尖、大生地、赤芍、丹皮、生蒲黄、灯心草三尺，鲜荷叶一大张"。

② 固本肾气丸：本方陆懋修重订本作"人参、黄芪、白术、茯苓、当归身、生地、炙草、酸枣仁、煨姜，加鹿角胶，漏不止加桑螵蛸，或即此一味为末酒浆调服一钱，四服即止"。

加入，潜使服，勿令病者知觉。

百部清金汤①治传尸劳

百部　骨皮　人参　麦冬　桔梗　生地　丹皮　芍
药　茯苓　甘草

治虚药诜一十八辨

人参外感风邪，元气未漓，审用

人参大补元气，冲和粹美，不偏不倚，故在阴补
阴，在阳补阳，能温能清，可升可降，三焦并治，五脏
咸调，无所不可。故其治病也，除元气充实，外感有
余，无事于补者，则补之反成壅塞，所谓实实也。若夫
虚劳之病，或气血、阴阳、水火、寒热、上下诸证，与
夫火、痰、燥、湿、滞、胀、吐、利、冒厥、烦渴，及
胎前、产后、痘疹、久病、病后，一经虚字，则无不宜，
而不可少。此人参之所以能回元气于无何有之乡，而其
功莫大也。自东垣、丹溪先先后发明，并无异议。庸医
不察，执节斋之瞽说，以为人参补阳，沙参补阴，若补
阳则助其火，甚至云虚劳人服参者，必至不救，以致举

---

① 百部清金汤：本方陆懋修重订本作"百部、地骨皮、人参、大麦
冬、桔梗、粉丹皮、炙甘草"。

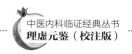

世畏参如砒鸩，而不敢试，岂不误哉！

黄柏、知母禁用

《丹溪心法》有云：虚损吐血，不可骤用苦寒，恐致相激，只宜琼玉膏主之。何事首尾矛盾？又载三补丸，以芩、连、柏三味主之，大补丸以黄柏一味主之，乃至滋阴百补丸，知、柏并用。后之学人宗之，凡遇虚劳咳嗽、吐血、虚火虚热之疾，皆以知、柏二味，以为清火滋阴，殊不知虚劳之火，虚火也，相火也，阴火也。即丹溪云：虚火可补，人参、黄之属。相火系于肝肾之间，出入于甲胆，听命于心君。君火明，则相火伏，若君火不明，则相火烈焰冲天，上感清虚之窍，耳聋、鼻干、舌痛、口苦、头晕、身颤、天突急而淫淫作痒，肺叶张而咳嗽频仍。当此时也，惟有清气养荣，滋方寸灵台之雨露，以宁膻中之烦焰，则甲胆乙肝之相火，不扑而自灭矣。阴火者，龙雷之火也，起于九泉之下，遇寒水阴翳，则其焰愈腾，若太阳一照，自然消陨。此三火者，皆无求于降火滋阴，亦何事乎知、柏，而用之以贻害乎？且黄柏伤胃，知母滑脾，胃伤则饮食不进，脾滑则泄泻无度。一脏一腑，乃生人之本。经云：得谷者昌，失谷者亡。又曰：阳精上奉，其人寿；阴精下降，其人夭。今以苦寒伤胃，岂非失谷者亡乎？以冷滑泄脾，岂非下降者夭乎？想世用此者，意在滋阴，而不知苦寒下降多亡阴，阴亏而火易炽；意在清金，而不知中土既溃，绝金之源，金薄而水益衰。吾知用此者，未见其利，徒见其害耳。每见虚劳之人，未有不走脾胃而死者，则知、柏之厉也。

麦冬、五味初病酌用

治肺之道，一清、一补、一敛，故麦冬清，人参补，五味敛。三者，肺怯之病，不可缺一者也。然麦、味之清敛，固有道焉。盖虚劳之初起，亦有外感而成，故其初治，必兼柴胡、前胡以疏散之，未可骤加敛补，施治之次第宜然。若不知初病、久病之分，或骤清、骤补、骤敛，则肺必致满促而不安，邪气濡滞，久而不彻。此非药之害，实由用之失节耳。若夫疏解之后，邪气既清，元气耗散，则当急用收敛、清补为主，舍此三物，更何求焉？况五味不但以收敛为功，兼能坚固心肾，为虚劳必用之药。乃在用之不当者，反咎五味酸能引痰致嗽，畏而弃之。殊不知病至于伏火乘金，金气耗越之际，除却此味，更用何药以收之耶？

泽泻宜用

夫肺金为气化之源，伏火蒸灼，则水道必污，污则金气不行而金益病，且水停不流，则中土濡湿而奉上无力。故余治劳嗽吐血之症，未有不以导水为先务者，每称泽泻有神禹治水之功。夫亦尝究其命名之义矣。盖泽

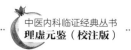
者，泽其不足之水；泻者，泻其有余之火也。惟其泻也，故能使生地、白芍、阿胶、人参，种种补益之品，得其前导，则补而不滞；惟其泽也，故虽走浊道而不走清道，不若猪苓、木通、腹皮等味之消阴破气，直走无余。要知泽泻一用，肺、脾、肾三部咸宜，所谓功同神禹者此也。古方用六味丸，用之功有四种，《颐生微论》论之极详。庸医不察，视为消阴损肾之品，置而不用，何其谬甚！

桑皮 宜用

桑白皮清而甘者也，清能泻肝火之有余，甘能补肺气之不足。且其性润中有燥，为三焦逐水之妙剂。故上部得之清火而滋阴，中部得之利湿而益土，下部得之逐水而散肿。凡虚劳症中，最忌喘、肿二候。金逆被火所逼，高而不下则为喘；土卑为水所侮，陷而失堤则为肿。喘者，为天不下济于地；肿者，为地不上交于天。故上喘、下肿，天崩地陷之象也。是症也，惟桑皮可以调之。以其降气也，故能清火气于上焦；以其折水也，故能奠土德于下位。奈何前人不察，以为性不纯良，用之当戒。不知物性有全身上下纯粹无疵者，惟桑之与莲，乃谓其性不纯良，有是理乎？

桔梗 宜用

夫肺如华盖，居最高之地，下临五脏，以布治节之令。其受病也，以治节无权，而气逆火升，水涎上泛，湿滞中州，五脏俱乖，百药少效。惟桔梗禀至清之气，具升浮之性，兼微苦之味。至清故能清金，升浮故能载陷，微苦故能降火，实为治节君主之剂，不但引清报使而已。此味升中有降，以其善清金，金清自能布下降之令故也。清中有补，以其善保肺，肺固自能为气血之主也。且其质不燥不滞，无偏胜之弊，有十全之功，服之久，自能清火消痰，宽胸平气，生阴益阳，功用不可尽述。世之医者，每畏其开提发散，而于补中不敢轻用、多用，没其善而掩其功，可惜也。

丹皮、地骨皮宜用

夫黄柏、知母，其为倒胃败脾之品，固宜黜而不录矣。然遇相火烁石流金之际，将何以处此？曰：丹皮、地骨皮，平正纯良，用代知、柏，有成无败。丹皮主阴抑火，更兼平肝。骨皮清火除蒸，更兼养肺。骨皮者，枸杞之根也。枸杞为补肾之要药，然以其升而实于上也，但能温髓助阳，虚劳初起，相火方炽，不敢骤用。若其根伏而在下，以其在下也，故能资肾家真水；以其皮，故能舒肺叶之焦枯，凉血清骨，利便退蒸。其功用较丹皮更胜，且其味本不苦，不致倒胃，质本不濡，不致滑脾，施治允当，功力万全，有知、柏之功，而无其害，最为善品。

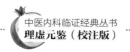

生地宜用，初病审用

世人以生地为滞痰之物，而不敢轻用，是不知痰之随症而异也。杂症之痰，以燥湿健脾为主；伤寒之痰，以去邪清热、交通中气为主。惟虚症之痰，独本于阴虚血少，火失其制，乃上克肺金，金不能举清降之令，精微不彻于上下，滞而为痰作咳。治宜清肺，则邪自降；养血，则火自平。故余于清金剂中，必兼养荣为主。荣者，血也。阴者，水也，润下之德也。清金若不养荣，如吹风灭火，风势愈逆，烈焰愈生。清金养荣者，为引水制火，沾濡弥漫，烟气永息。故桔梗、桑皮、贝母之类，清金之品也。生地、丹皮、当归之类，养荣之品也。而养荣剂中，又以生地为第一。以生地治杂症之痰，则能障痰之道，能滞化痰之气，且其力滋补，反能助痰之成。若加之虚劳剂中，则肺部喜其润，心部喜其清，肾部喜其滋，肝部喜其和，脾部喜其甘缓，而不冷、不滑，故劳嗽、骨蒸、内热、吐血、咯血剂中，必无遗生地之理，惟劳嗽初起，客邪未清，痰嗽盛时，亦暂忌生地滞泥。若表症既除，内热蒸灼，非生地之清润，以滋养化源，则生机将绝矣。若畏其滞，而始终不用，乃是不明要义也。

茯苓宜用

有谓茯苓善渗，下元不足者忌之。非也。盖茯苓为古松精华蕴结而成，入地最久，得气最厚。其质重，其气清，其味淡。重能培土，清能益金，淡能利水。惟其得土气之厚，故能调三部之虚。虚热、虚火、湿气生痰，凡涉虚者皆宜之，以其质中和粹美，非他迅利克伐者比也。夫金气清降，自能开水之源；土气调平，自然益气之母。三脏既理，则水火不得凭凌，故一举而五脏均调。又能为诸阴药之佐，而去其滞；为诸阳药之使，而宣其道。补不滞涩，泄不峻利，精纯之品，无以过之。

黄芪 宜用

余尝说建中之义，谓人之一身，心上，肾下，肺右，肝左，惟脾胃独居于中。黄芪之质，中黄表白，白入肺，黄入脾，甘能补中，重能实表。夫劳倦虚劳之症，气血既亏，中外失守，上气不下，下气不上，左不维右，右不维左，得黄芪益气甘温之品，主宰中州，中央旌帜一建，而五方失位之师，各就其列，此建中之所由名也。故劳嗽久已失气，气不根于丹田，血随气溢，血既耗乱，气亦飞扬。斯时也，虽有人参回元气于无何有之乡，究竟不能固真元于不可拔之地，欲久安长治，非黄芪不可。盖人参之补迅而虚，黄芪之补重而实，故呼吸不及之际，芪不如参。若夫镇浮定乱，返本还元，统气摄血，实表充里，其创建如墙壁之不可攻，其节制如将令之不可违，其饶益如太仓之不可竭，其御邪扶

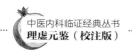

正，如兵家之前旌、中坚、后劲，不可动摇，种种固本收功之用，参反不如芪。故补虚以黄为墙垣，白术作基址。每见服参久久，渐至似有若无，虽运用有余，终是浮弱，不禁风浪。若用、术兼补，可至风雨不畏，寒暑不侵，向来体弱者，不觉脱胎换骨，诚有见于此也。除劳嗽初起，中土大伤，气火①方盛，心肺虽失其和，脾胃犹主其事，此时只宜养荣为主，黄芪微滞，尚宜缓投。若久病气虚，肺失其制，脾失其统，上焉而饮食渐难，下焉而泄泻频作，此时若不用黄芪以建中，白术以实土，徒以沉阴降浊之品，愈伤上奉升腾之用，必无济也。

白术宜用，初病审用

虚劳初起，治未有不以清金为第一义者。而清金之品，生地、阿胶、丹皮、白芍之外，又有如麦冬之清心保肺，元参之甘寒清火，为虚劳所必须。然有一中土素弱之人，脾胃不实，并麦冬亦微恶其冷，元参亦且嫌其寒，久久渐妨饮食，渐陷中气，于斯时也，又宜以培土调中为主。其法在杂症门中，用药颇多，惟虚症内，培土之剂，止有黄芪、白术、茯苓、山药，有功而无过。夫虚劳之培土也，贵不损至高之气，故二陈之燥，平胃

---

① 火：原文作"大"，据四库本改。

之烈，固万万不可，即扁豆之健脾，苡仁之胜瘴，犹未免于走血，俱未尽善。若乃四味之中，茯苓、山药虽冲和，而无峻补回生之力，即芪、术二种并用，又以术为土部专经之剂，兼为益气之品，故能培土以生金，而至高之部，胥有类也。夫术性微燥，于虚症似当缓投，然却喜其燥而不烈，有合中央之土德，且补土自能生金，如山岳之出云蒸雾，降为雨露，以濡万物，而何病燥之有哉？缪仲淳谓其燥能伤阴。殊不知伤阴为苍术、厚朴之类，岂可以白术微燥中和之品同语耶？且治法收功之时，非培土则浮火终不归根，知白术之功大矣。

柴胡酌用

柴胡升清调中，平肝缓脾，清热散火，理气通血，出表入里，黜邪辅正，开满破结，安营扶卫，凡脏腑经络，无所不宜。在虚劳初起，或为外感时邪，固为必须之品；至于七情所结，浸淫郁滞，有待宣通，舍此柴、前二胡，则无有秉性纯良出其右者矣。故每用些少以佐之，然后专用清源补敛之品，乃为十全。即其调理之人，中间或撄或感，亦必急用柴胡、防风、葛根等味彻之，然后仍用补敛，庶免关门捉贼之患。但其性升散，用者当中病即止，不可多用、常用耳。更有女人抑郁伤阴，与夫蓐劳之后，必当选用。盖多郁则伤元气，柴胡平肝散郁，功最捷也。后人因陈藏器一言，忌用柴胡，

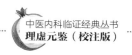
遇内伤、外感之症，将反用麻黄、紫苏等味以散之耶！

陈皮 偶用

夫桔梗本以载气上行，而气火以平者，可见虚劳之气，皆由于火侵肺也。若杂症之有胸膈气滞，皆由于寒湿浸胃，故用陈皮之辛以利之，诚为至当。乃世医不察虚劳、杂症之分，但见胸口气滞，辄以陈皮理气，不知陈皮味辛而性燥，辛能耗肺气之清纯，燥能动阴虚之相火，本以理气，气反伤矣。惟清金之久，化源初动，脾气未健，胃口渐觉涎多，可少加陈皮以快之，使中宫一清，未为不可。又或时气偶来，脾胃濡泻，亦可暂用数剂，以清理之，然亦须去病则已，不宜常用。

苏子 不必用

夫虚劳至火，既乘金之气，高而不降，治宜平其火而已，不必下其气也。惟杂症之喘急而气高者，有三子养亲之说，而医者混以治劳，以为得真苏子下之，则气可平而火可降，喘可定而痰可消。不知其复也，必增剧矣。惟白前一味，为平喘之上品。凡撷肚抬肩，气高而急，能坐而不能卧，能仰而不能俯者，用此以平之，取效捷而元气不伤，大非苏子可比。

枳壳 不可用

虚劳施治，曰清金，曰安神，曰培土，曰调肝，曰益肾，而惟补之一字，彻乎终始，故火亦补，痰可补，滞亦补，三焦五脏六腑十二经络，无所往而不宜补者。乃有谬妄之流，一见中气塞滞，不究虚实，便用枳壳以伐之。不知虚劳治气，与杂症不同。其滞也，不可以利之；其高也，不可以下之；其治满也，不可以破之。陈皮、苏子，已不当用，况枳壳、青皮乎！

杞子^{酌用}

虚劳之施治有次序，先以清金为主；金气少肃，即以调脾为主；金土咸调，则以补肾要其终。故初治类多用元参、麦冬，渐次芪、术，终治牛膝、龟鹿胶、杞子之类，收功奏效，返本还元。凡属阴虚，未有不以此为扼要者也。然杞子之性太温，若君火未明，相火方炽，肺叶举张之时，龙雷鼓动之后，投此剂则嗽必频，热必盛，溺必涩，血必涌溢而不可止。世医每执杞子性凉之说，试问性若果凉，胡为兴阳之骤耶？

当归^{审用}

夫当归之养荣，以佐清金也，尚矣。然其味未免于辛，其性未免于温，虽有养血之功，亦为行血活血之品。故治吐血症者，宜待血势既定，血络稍固，君、相二火咸调，然后以此大补肾水以收功。若执古人之论，谓当归命名之义，使气血各得其归，罔顾血症新久而用之，亦有误处。

桂圆 ^{审用}

龙眼大补心血，功并人参。然究为湿热之品，故肺有郁火，火亢而血络伤者，服之必剧。世医但知其补，而昧于清、温之别，凡遇虚劳，心血衰少，夜卧不宁之类，辄投之。殊不知肺火既清之后，以此大补心脾，信有补血安神之效，若肺有郁伏之火，服之则反助其火，或正当血热上冲之时，投此甘温大补之味，则血势必涌溢而加冲。不可不慎也。

| 葛跋 |

医理岂易言哉？诊视伤寒不易，而调理虚损尤难。余少游邢上，尝与郑坤为、唐楚诊两先生朝夕从事，研求考索，深愧未得三昧。思读异书，以扩知识，躬搜广觅，苦无所得。世之珍藏秘本者，又往往惜吝，不轻示人。岁庚申避难来沪，偶于市中得此一册，题曰理虚元鉴，乃绮石先生所著，为吴氏德修所刊。其治虚证，分别阴阳，立论尤为明晰，方药亦极简要，实发前人所未发。余倚重此书十数年来，所治虚症无不奏效。今不敢秘诸箧中，特为刊供同好，欲力矫夫惜吝之习云尔。

光绪丙子闰五月钱江葛云煦谨识

柯跋[①]

《传》云：三折肱为良医。《楚辞》云：九折臂而成医。《曲礼》云：医不三世，不服其药。则业医者，贵专且久也。曾伯祖韵伯公，本诸生，精研医理，笺疏辨论极伙，自著《来苏集》等书数种，向未梓行。表舅祖陈时行，韵伯公嫡派，吾伯父所受业者，渊源固历历不爽也。吾家藏书颇备，刻本、钞本若干卷，相与析疑辨难，克穷阃奥。又与琴川杨资生先生讨论有年，凡儒生渊博而贯通者，广资稽考。则伯父于医，原本先世，参究明师，博访良友，冥搜曩哲，可谓专且久矣。今《来苏集》等书，已刊刻行世。是书乃绮石先生所著，亦钞本之一，不敢自私，镌刻公世，既以阐古人之秘，亦以表得力之自云尔。

乾隆三十六年岁次辛卯小春朔又五日侄男有田谨跋

---

① 柯跋：本篇据医学大成本补入。

　　上《理虚元鉴》两卷钞本，无锡顾信成所藏。信成研究医理，亟称此书，以为治虚劳，功不在仲景《伤寒论》下。钞一册见赠，且请速梓之以行世。观其序跋稠叠，似经刊刻，遍求京师及各处坊间，丛残故楮中，殊不可得。《四库提要》及张氏《书目答问》、朱氏《汇刻书目》，均未及收。乃亟付剞劂，传诸久远，以为治虚专书，未必无补。传写既久，讹谬滋多，学识固陋，校勘非易。不敢臆度，传其可信，阙其可疑，纲罗考订，有俟笃好。绮石先生，姓氏里居，急切难考。观赵氏跋语，岂明末之遗老与避世之隐君子欤。杀青既竟，书诸简端。

　　　　　　大清光绪二十二年嘉平月萧山陈光淞识

---

　　① 陈跋：本篇据医学大成本补入。